Die Homöopathische Hausapotheke

Teil 1

Husten, Schnupfen, Heiserkeit

Ein Anwenderbuch für den Laien und Studierende

Von Dr. rer. nat. Andrea Elsner

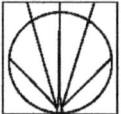

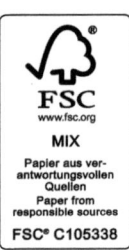

Bibliografische Information der Deutschen Nationalbibliothek: Die Deutsche Nationalbibliothek verzeichnet diese Publikation in der Deutschen Nationalbibliografie; detaillierte bibliografische Daten sind im Internet über dnb.dnb.de abrufbar.

Herstellung und Verlag: BoD – Books on Demand, Norderstedt

ISBN 9-783-7557-5795-5

Für Simon und Mathilda

Inhalt

HOMÖOPATHIE

„Ja man kann sich wahrlich für die Homöopathie begeistern! Keiner, der Sie einmal Ihren Gesetzen entsprechend angewendet hat, wird je wieder von Ihr loskommen und wird feststellen müssen, dass sie die beste, menschlichste und schönste Heilmethode ist."
Gerhard Risch – Homöopathik

Diese Sätze drücken genau das aus, was meine Faszination an der Homöopathie ausmacht. Ich bin Naturwissenschaftlerin und möchte Gegebenheiten, die funktionieren, verstehen. Deswegen habe ich mich entschieden die Methodik der Homöopathie zu lernen und anzuwenden.

Ein lebendiger Organismus ist eine Ansammlung aus Materie, Energie und Information die für jeden Menschen individuell ist - gestaltet durch seine spezielle genetische Anlage, durch seine eigene Lebenserfahrung und durch die äußeren Einflüsse in denen er lebt und mit denen er sich umgibt. Ist der Mensch gesund stehen alle Kreisläufe – Körper, Seele und Geist - im Gleichgewicht. Durch die verschiedensten Auslöser (Causae) kann dieses Gleichgewicht grundlegend gestört werden. Dadurch wird die Lebenskraft/Lebensenergie geschwächt und Symptome können entstehen die sich in eine Krankheit entwickeln können. In der homöopathischen Therapie wird die Ursache der Krankheit gesucht und durch die Gabe eines homöopathischen Mittels wird dem Organismus geholfen sein natürliches Gleichgewicht zurückzuerlangen.

Was ist eigentlich Homöopathie?

Ein Streitfall! Seit ihrer Entwicklung in den 1790ger
Jahren, von dem Arzt und Chemiker Samuel
Hahnemann, spaltet diese Medizin die Gesellschaft.
Die Homöopathie basiert auf 4 Säulen.

- Die erste Säule ist die des *Ähnlichkeitsprinzips
  (Simila similibus curentur)*, d.h. dass das
  gewählte Arzneimittel in der Lage ist, ein
  ähnliches Symptomenbild hervorzurufen, wie
  die vorliegende Krankheit. Als Beispiel: ein
  Fieberzustand mit hochrotem Kopf und
  Schweißen sowie erweiterten Pupillen lässt an
  Belladonna denken.
- Die zweite ist die der *Lebenskraft (Dynamis)*,
  ein Begriff den Hahnemann gewählt hat um
  unsere Lebensenergie zu beschreiben, die Kraft
  (Energie, Geist) die es uns ermöglich
  überhaupt als Mensch lebendig, individuell und
  empathisch zu sein.
- Die dritte ist die *Potenzierung* der Arzneimittel,
  das ist die spezielle Herstellung der
  Homöopathika, dabei wird bei jedem
  Verdünnungsschritt die Arznei verschüttelt und
  somit Ihre energetische Information
  gespeichert.
- Die vierte Säule ist die *Materia Medica* – das
  Buch, in dem die Informationen über die
  homöopathischen Arzneimittel gesammelt
  werden, die aus toxikologischen und klinischen
  Erfahrungen sowie aus Arzneimittelversuchen
  am gesunden Menschen erhalten werden.

Worauf muss ich achten?

Jetzt geht es los. Ich habe eine Erkältung und möchte ein homöopathisches Mittel nehmen. Was ist zu tun: Ich beobachte meine Symptome:

- was genau sind die Symptome?
- Wann treten Sie auf, bzw. was löst sie aus?
- Was verschlechtert mein Befinden?
- Was verbessert mein Befinden?
- Wann ist es das erste Mal aufgetreten (heißt, was habe ich davor gemacht, eventuell auch 2 Tage zurückgucken) – das ist die Suche nach der Causa, der Ursache

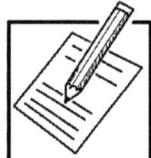 **Mögliches Protokoll:** schreibe Dir deine Symptome auf und bewerte Sie mit einer Skala, dann kannst du am besten ablesen, was sich durch die Arzneimittelwahl wie verändert.

Wenn Du deine Symptome notiert hast, dann schreibst Du dir die mögliche Ursache auf. Was war vorher, bist du nassgeregnet? Hast du zulange im Kalten gestanden. War es der Zug beim Lüften? Bist du mit offenem Fenster gefahren. Hast du nasse Füße gehabt? Gab es Ärger oder Streit? Wenn Du was davon weißt, dann nutze es für die Arzneimittelwahl!

Nachdem Du dir alles überlegt hast, gehst du die Arzneimittel durch, welches passt am besten auf die derzeitige Symptomenlage und deckt idealerweise noch die Causa mit ab. Nicht immer haben wir eine klar erkennbare Causa. Dann kann diese auch nicht mit einfließen. Wir nehmen immer alles, was wir wissen und wählen das optimale Arzneimittel aus.

Tabelle 1 *Beispielprotokoll*

Ursache/Causa, was war vorher					Zugluft bekommen
Symptom	**Was bessert**	**Was verschlechtert**	**Wann tritt es auf/ was löst es aus**	**„Schlecht" auf einer Skala von 1-10**	**Mögliche Mittel**
Fließ-schnupfen, als wenn Wasser aus der Nase läuft	Liegen, Tuch in die Nase stecken	Frische Luft	/	9	Z.B. Arsenicum Album, Allium Cepa
Verstopfte Nase	Sitzen	Hinlegen	Sobald ich liege	7	Z.B. Arsenicum Album

Anwendung der Arzneimittel

In der Regel lasse ich im akuten Krankheitsfall die Globuli in Wasser auflösen. Und zwar 2 Globuli des gewählten Arzneimittels in einem Glas Wasser (ca. 125 mL). Dann, je nach Beschwerdeheftigkeit, gibt es alle 10 min, alle 30 min oder alle 2 Stunden einen Teelöffel dieser Lösung. Im Normalfall zu Beginn alle 10 min, nach ca. einer Stunde können die Abstände auf 30 min verlängert werden und nach 3 bis 5 weiteren Stunden dann auf alle 2 Stunden. Die Lösung wird für ca. 3 Tage noch alle 2 Stunden weitergegeben. Wenn die Lösung leer ist, wird eine weitere angesetzt. Wenn der Patient schläft, dann wird er nicht für die Arzneimittelgabe geweckt. Ein tiefer fester Schlaf ist das Beste was passieren kann.

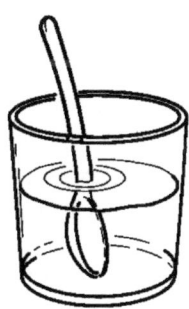

Wann muss ich was verändern?

Sollten sich die Symptome über mehr als 2 Stunden verschlechtern (und ja, ich weiß, es gibt sie die Erstverschlechterung, deswegen empfehle ich nur D-Potenzen für die Eigenanwendung!), bzw. rapide verschlechtern, dann muss das Arzneimittel gewechselt werden!

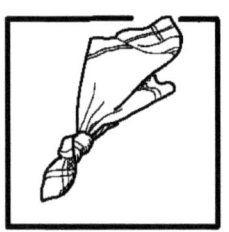

Sollte sich über die ersten 12-24 Stunden keine deutliche Entspannung der Lage zeigen sollte das Mittel gewechselt werden. Als Beispiel ein Husten, der sollte lockerer und nicht mehr schmerzhaft sein, oder Fieber, das sollte wenigstens auf erhöhte Temperatur zurückgegangen sein. Meine Patienten sind je nach Heftigkeit der Symptome und nach Ernst der Lage angehalten mir in den ersten 6 Stunden eine Rückmeldung zu geben, damit ich beurteilen kann, ob das gewählte Mittel einen Effekt hat. Bei weniger dramatischen Erkrankungen reicht mir eine Rückmeldung am nächsten Tag. Also beobachte auch ganz genau, ob es Dir mit der Mitteleinnahme besser geht.

Wenn Du Dir unsicher bist, dann bitte unbedingt Hilfe von einem erfahrenen Homöopathen holen oder einen Arzt aufsuchen.

Hinweis:

Dieses Buch hat keinerlei Anspruch auf Vollständigkeit. Ich habe es auf Drängen meiner Patient(inn)en und Student(inn)en geschrieben, die gerne ein einfaches Handbuch zur Verfügung hätten, mit dem Sie sich und Ihrer Familie schnell helfen können. Es ist ein minimaler Auszug aus der Homöopathischen Materia Medica und es sind weder alle möglichen Mittel noch die Theorie der Homöopathie in Gänze dargestellt. Ich habe hier eine Zusammenfassung der Mittel widergegeben, mit denen Ich bisher gute Erfahrung in den beschriebenen Krankenzuständen gemacht habe. Die Potenz die ich empfehle ist für den Eigenbedarf und für eine notwendige gute Reaktion angepasst. Das heißt nicht, dass andere Potenzen nicht wirksam seien können, ich weise jedoch darauf hin, dass die hier angegeben Potenzen für den Laien gut handhabbar sind. Ich möchte an dieser Stelle gerne noch etwas zu der Potenzierung sagen. Es gibt in der Homöopathie die D-Potenzen (Teil meiner Empfehlung), die C-Potenzen und die LM- oder Q-Potenzen.

Alle Potenzen beinhalten Verdünnungs- UND Verschüttelungsschritte, die sogenannte Dynamisierung. Und je höher die Potenz, desto mehr wurde die Substanz verdünnt aber vor allem auch Dynamisiert. D.h. je höher die Potenz ist, desto tiefwirkender ist das Mittel und desto weniger gehört es in die Hände von unerfahrenen

Anwendern, da diese die Reaktion nicht
einschätzen können.

Zur Übersicht:

D-Potenzen sind pro Zahl 1:10 verdünnt und
10 mal Dynamisiert

C-Potenzen sind pro Zahl 1:100 verdünnt und
10 mal Dynamisiert

Q/LM-Potenzen sind pro Zahl 1:50000 verdünnt
und 100 mal Dynamisiert

Also empfehle ich allen ungeübten Anwendern
zunächst mit D-Potenzen zu arbeiten.

Und noch etwas, die fettgedruckten Symptome
sind sogenannte Keynotes, Symptome die
besonders von dem jeweiligen Mittel abgedeckt
werden.

HUSTEN

Es gibt so viel verschiedene Arten von Husten. Kommt der Husten aus dem Hals- also Kehlkopf oder Rachenbereich (Laryngitis oder Tracheitis), geht es Richtung Pseudokrupp, sitzt er in der Brust – hinter dem Brustbein oder schon in den Bronchien?

Ist der Husten schmerzhaft und wenn ja, dann ist die Frage **wo** es **wann** wehtut. Schmerzt es dauerhaft und wird durch das Husten verstärkt? Schmerzt es nur beim Husten? Schmerzt es beim Husten ganz woanders, z.B. im Kopf?

Wie ist der Schmerz? Kannst du ihn beschreiben?

Ich gebe dir gerne Beispiele: der Schmerz ist brennend, wund, wie roh, drückend, pochend, hart, oder dumpf, stechend, berstend, zusammenschnürend, und alles was dir sofort in den Sinn kommt ist gut!

Schreib dir die Liste mit den wesentlichsten Symptomen und versuche Sie in ihrer Heftigkeit zu bewerten, notiere Deine Beobachtungen.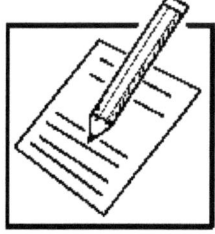

Anwendung

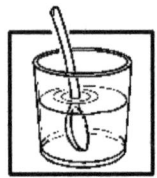 Wähle das geeignete Mittel aus und Löse 3 Globuli in ca. 250 mL Wasser. Je nach Intensität der Symptome 10 min, 20 min oder 2 Stündlich einen Schluck nehmen!

Mögliche Arzneimittel

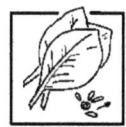 *ACONITUM NAPELLUS D12*
Sturmhut, Eisenhut

- Der Husten ist **trocken, hohl, heiser**, schmerzhaft, klingt manchmal metallisch, wie bei Krupp, Pseudokrupp, Kehlkopfentzündung
- Schmerzen sind **brennend**
- trockene Hitze, hohes Fieber
- Verschlechterungszeit **vor/um Mitternacht**
- **Plötzlich, rasch und heftig** einsetzende Beschwerden
- als **Folge von kaltem Wind/ Klimaanlage/ Zugluft,**

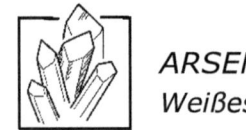 *ARSENICUM ALBUM D12*
Weißes Arsenik, Arsentrioxid As$_4$O$_3$

- Husten: **Trocken, erschütternd**, hackend, kurze Stöße, **erschöpfend**, pfeifend,
- **Kitzelhusten** im Kehlkopf (wie Federstaub);
- **Erstickungsgefühl** – muss aufsitzen, Asthma
- **brennend**e Schmerzen, Schmerzen in der Brust
- Verschlechterungszeit von **0-2 Uhr Nachts**
- **große Schwäche mit Unruhe und Angst,**
- **Frieren, wird nicht warm, braucht viel Wärme**
- **Folge von Kälte oder kalter Nässe, auch von Schnee,**

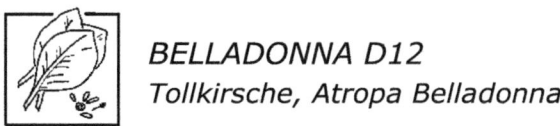

BELLADONNA D12
Tollkirsche, Atropa Belladonna

- HUSTEN: **bellend, trocken, kurz, erschütternd, erschöpfend**,
- Reizhusten, Kruppartiger Husten
- **Schmerzhafter Kehlkopf**, Kehlkopfentzündung,
- wunder, kratzender Schmerz,
- Zusammenschnürungs- und Erstickungsgefühl,
- Hitze, **hochroter Kopf**
- **Hohes Fieber mit Schweiße und kalten Händen und Füßen**
- **Plötzlich, rasch und heftig**
- Überempfindlich gegen Erschütterung, Sinneseindrücke, Licht
- **Folge von trockenem kaltem Wetter, Zugluft, nach Durchnässen**, Haareschneiden

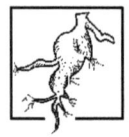 *BRYONIA ALBA D12*
Zaunrübe, Teufelsrübe, Gichtrübe

- HUSTEN: **Trocken, hart, quälend**
- Zäher, mühsamer Auswurf, klebrig, schwer hochzubringen
- **schmerzhaft, hält sich die Brust beim Husten**;
- Brust ist wund, Stechende Schmerzen
- Spasmodischer krampfhafter Husten
- Trockene Geräusche in der Lunge
- Langsame Entwicklung
- Trockene Schleimhäute,
- **jede Bewegung verschlechtert**
- **will seine Ruhe, reizbar, mürrisch**
- **Folge von kaltem trockenem Wetter, kalter Wind, kühle Sommer/Herbsttage**

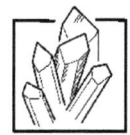 *CARBO VEGETABILIS D12*
Holzkohle (von Rotbuchen- oder
Birkenholz)

- Krampfhusten/spasmodischer Husten mit Erstickungsgefühl
- Brustbeklemmung, Atemnot, kann nicht flach liegen
- **Kalter Schweiß,**
- **Frieren, braucht aber frische Luft, offenes Fenster, Lufthunger, muss angefächelt werden**
- Würgen und Erbrechen von Schleim
- Übelriechender Auswurf,
- Giemen und Schleimrasseln,
- brennender Schmerz,
- wunde, raue Brust
- **Bläuliche Lippen, auch blass-bläuliche Haut, marmorierte Haut**
- **Extreme Schwäche**
- **Folge feucht-warmes Wetter, durch Schwitzen, durch Zugluft, nach Feuchtigkeit**

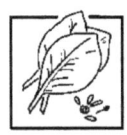 *DROSERA ROTUNDIFOLIA D12*
Rundblättriger Sonnentau,
Herrgottslöffel

- **Krampfartiger, trockener Reizhusten, quälend**
- **Bellender, keuchender Husten**
- Tiefer, heiserer Husten
- **Sobald der Kopf das Kissen berührt** (beim Hinlegen geht der Husten los)
- Kann kaum atmen, erstickt
- Auswurf: gelblich, salzig, bitter, übelriechend, eitrig, blutig
- sobald er versucht Auswurf hochzubringen endet es im würgen und Erbrechen
- tief im Rachen und am Gaumen eine raue und wie wundgescheuerte Empfindung
- Wie von Brotkrumen oder Feder im Rachen
- Kehlkopfentzündung, Keuchhusten, Bronchitis,
- **Heiserkeit, tiefe, tonlose, gebrochene Stimme**
- Zusammenschnüren des Halses bei jedem Wort, Asthma beim Sprechen,
- **Folge von trockenem kalten Wetter, Erkältung nach Überhitzung und nachfolgendem Kaltwerden im Schnee**

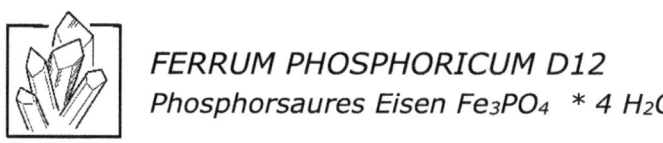

FERRUM PHOSPHORICUM D12
*Phosphorsaures Eisen Fe_3PO_4 * 4 H_2O*

- **Länger fortdauernder Reizhusten,**
- Kitzelhusten
- kurzer, trockener Husten (mit unwillkürlichem herausspritzen von Urin)
- **schlimmer durch kalte Luft**, Reden
- Schleimrasseln
- Beklemmung auf der Brust
- Stiche, Wundheitsgefühl der Brust beim Tiefatmen
- Reichlicher Auswurf von rosafarbenem Schleim, Nasenbluten
- **Folge kaltes Wetter, Unterkühlung**

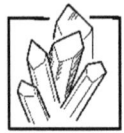 *HEPAR SULFURIS CALCAREUM D12*
Hahnemanns Kalkschwefelleber
(durchgeglühtes Gemisch aus
Austernkalkschale und Schwefelblüten)

- **trockener, kratziger, heiserer bellender Husten**
- **Splittergefühl** im Hals,
- Brustschmerz wie wund
- **Weint nach dem Husten, weil es so wehtut**
- Atembeengung beim Einatmen
- reizbar
- **erträgt nicht den geringsten Luftzug**
- schlimmer durch Kälte, abdecken, einatmen kalter Luft, kalter Getränke
- **Folge kaltes trockenes Wetter, Zugluft, Klimaanlage**

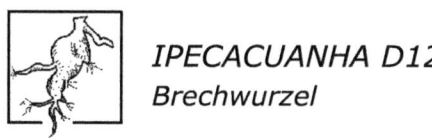

IPECACUANHA D12
Brechwurzel

- **Husten mit Brechwürgen und Erbrechen**
- Bronchitis **mit Übelkeit**
- **Pfeifender Erstickender Husten**
- **Viel Schleimrasseln in der Brust, rasselnde Atemgeräusche, aber kein oder nur wenig Auswurf**
- Erstickungsanfälle durch Schleimansammlung
- Husten nach Essen, Bewegung, im freien
- Besser durch kalt trinken
- **Folge kaltes Wetter, Folge feucht-warmes Wetter**

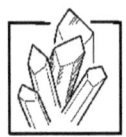 *KALIUM BICHROMICUM D12*
Kalium Dichromat $K_2Cr_2O_7$

- **Beginnt trocken, hart, laut**, nach einer Weile Auswurf, gelb und fadenziehend,
- **heftiger rasselnder Husten mit klebrigem Schleim der fadenziehend ist**
- Hustenreiz durch Kitzel oder Haargefühl im Kehlkopf
- **Schlechter nachts zwischen 2 und 4 Uhr**
- Folge kalte Luft/kalter Wind, heißes, trockenes Wetter, feuchte Wetterlage

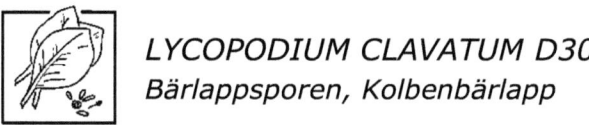

LYCOPODIUM CLAVATUM D30
Bärlappsporen, Kolbenbärlapp

- **Trockener, quälender Husten,**
- Kitzelhusten, Hustenreiz wie durch **Rauch in den Atemwegen**
- Husten schlechter nachts, **verhindert Schlaf**
- Husten erzeugt Erschütterung in Schläfen und Brust
- **Grau weißer, salziger Auswurf**
- Bronchitis
- Schlechter 16:00 bis 20:00 Uhr
- Braucht frische Luft, erkältet sich aber sofort
- **Folge von Temperaturumschwung, bei Sturm, feuchtes Wetter, kalte Füße, kalte Luft**

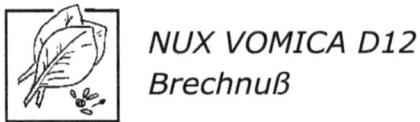

NUX VOMICA D12
Brechnuß

- **Trockener, krampfartiger Husten, erschöpfend**
- Kitzel, Jucken, Rauheit im Hals
- Husten **mit Kopfschmerzen als ob der Schädel zerspringt**
- Kurzes hüsteln mit Wundheitsschmerz auf der Brust
- Bronchitis mit starkem Schleimrasseln auf der Brust
- Schlechter morgens um 4:00/5:00 Uhr
- **Sauer schmeckender Auswurf**
- **Folgen von Zugluft, kalte trockene Luft kalte Füße, sitzen auf kaltem Stein**

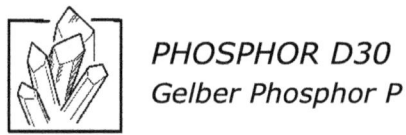

PHOSPHOR D30
Gelber Phosphor P

- Heiser klingender Husten
- Hart, trocken, quälender Husten
- **Heiserkeit**, Kehlkopfentzündung, mit Zusammenschnürung, bekommt kaum Luft
- **Husten durch kratzen, Kitzel am Kehlkopf, in der Brust, an der Bifurkation**
- **Heftiger, hohler, anstrengender Husten**
- Kann die ganze Nacht nicht schlafen
- **Auswurf schwer löslich**, dick, gelb, grün, weißlich, eitrig, schaumig, blassrot, blutig
- Engegefühl in der Brust, Druck
- viel Durst auf kaltes, mag nicht allein sein
- Schlimmer bei Aufregung, beim Liegen auf der linken Seite
- **Folgen von Wetterwechsel, Wind, Nässe, Unterkühlung, schlechter bei Fön, Gewitter,**

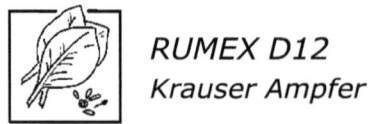

RUMEX D12
Krauser Ampfer

- Trockener Husten, Kitzelhusten
- **Kitzel im Rachen, hinter dem Brustbein**
- Muss beim Einatmen von kalter Luft husten
- Vermeidet tiefes Einatmen, **Bedeckt den Mund mit Schal/Tuch**
- Hartnäckiger Husten, durch unablässiges Kitzeln im Kehlkopf
- **Ununterbrochener Husten, trocken, erschöpfend, muss weinen**
- Erstickungsgefühl mit zähem Schleim der schwer hochzubringen ist
- **Hustet bis zur Verzweiflung**
- Roher schmerz hinter den Schlüsselbeinen, hinter dem Brustbein, auch wundheitsschmerz auch **stechender Schmerz** Bronchitis mit viel Schleim,
- Folgen von kühler Luft, Wetterwechsel, nach kaltem Bad

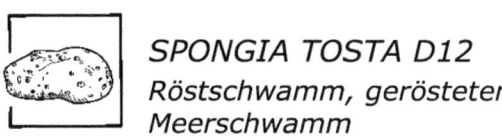

SPONGIA TOSTA D12
Röstschwamm, gerösteter
Meerschwamm

- Trockener krächzender Husten
- **Husten hohl, bellend, kruppös,** spasmodischer Husten
- Enge, zusammenschnüren vom Kehlkopf
- **Stöpselgefühl** im Hals
- **Gefühl als würde man durch einen Schwamm atmen**
- Schmerz am Kehlkopf
- brennen in der Brust als wäre sie innen heiß
- Husten schlechter durch kalte Luft und durch Süßigkeiten
- besser durch essen/trinken (gerne warm)
- **Folge von plötzlicher Luftveränderung, Folge von trockenem kaltem Wind**

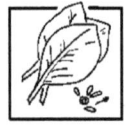 *STICTA PULMONARIA D12*
Lungenflechte, Lungenmoos,
Baumflechte

- Harter trockener Husten
- Unaufhörlich, quälend
- Kitzeln in der Luftröhre/Schlund
- **Hustenreiz rau und abgehakt, kann nicht aufhören**
- **Husten hinterlässt Wundheit im oberen Teil des Brustbeins**
- Schlimmer durch einatmen
- Schlimmer abends und nachts, kann nicht schlafen/liegen
- Nachts mit berstenden Stirnkopfschmerzen (tags nicht so)
- **Feuchtes Wetter, extreme Temperaturwechsel**

Hauptsymptome und Mittelauswahl für Husten

In diesem Abschnitt werden zur Orientierung einige der Hauptsymptome vorgestellt und nachfolgend die hier beschriebenen Mittel benannt. Somit kann es leichter fallen, die richtigen Mittel auszuwählen.

Folge von kaltem Wind/Zugluft	Aconitum, Hepar sulf., Nux Vomica, Spongia
Folge von nasser Kälte/Schnee	Arsenicum Album, Belladonna
Folge von Wetterwechsel/Umschwung	Lycopodium, Phosphor, Rumex, Sticta
Sehr schmerzhaft	Aconitum, Belladonna, Bryonia, Hepar sulf, Rumex
Brennende Schmerzen	Aconitum, Arsenicum, Carbo veg., Spongia
Stechende Schmerzen	Bryonia, Ferrum Phos, Rumex
Wundheitsgefühl	Carbo verg., Bryonia, Ferrum Phos., Sticta
Hohl und heiser	Aconit, Phosphor, Spongia
Bellend	Belladonna, Drosera, Spongia
Kitzelhusten	Arsenicum Album, Ferrum Phos., Rumex, Sticta

Mit Auswurf	Carbo veg., Drosera, Ferrum Phos., Ipecac., Lycopodium, Kalium Bi., Nux Vomica, Phosphor, Rumex
Beklemmung auf der Brust	Carbo Veg., Ferrum Phos., Phosphor
Erschöpfender Husten	Arsenicum Alb., Phosphor, Rumex, Sticta
Atmen schmerzt	Drosera, Ferrum phos., Hepar Sulf, Rumex

SCHNUPFEN

Hier ist die Frage: wie ist die Absonderung: wässrig, wundmachend, dickflüssig, fadenziehend, brennend, gelb, grün, weißlich, blutig...

Gibt es zusätzliche Symptome wie Niesreiz? Oder Schmerzen in der Kieferhöhle, zwischen den Augen, über dem Nasenbein, punktuell über den Augenbrauen?

Ist die Nase dicht, bekommt man Luft? Geht der Schnupfen bereits auf die Ohren? Hörst Du noch richtig? Ist der Geruch verändert oder der Geschmackssinn?

Läuft die Nase im freien oder im warmen Zimmer? Ist die Nase im Hinlegen verstopft und beim aufsitzen frei?

Auch hier gilt, alles was dir sofort in den Sinn kommt ist gut und geht in die Mittelwahl ein!

Schreib dir die Liste mit den wesentlichsten Symptomen und versuche Sie in ihrer Heftigkeit zu bewerten, notiere Deine Beobachtungen.

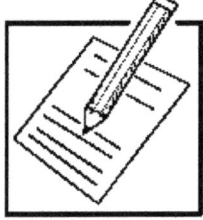

ANWENDUNG

Wähle das geeignete Mittel aus und Löse 3 Globuli in ca. 250 mL Wasser. Je nach Intensität der Symptome 10 min, 20 min oder 2 Stündlich einen Schluck nehmen!

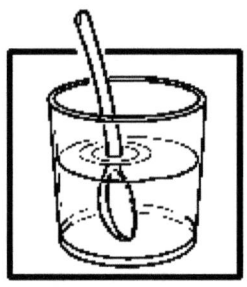

Mögliche Arzneimittel

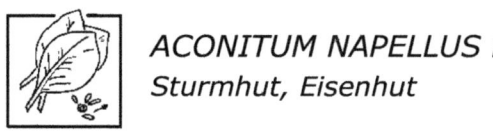

ACONITUM NAPELLUS D12
Sturmhut, Eisenhut

- **Plötzlicher Beginn,**
- trockener Schnupfen mit Kopfschmerz
- verstopfte Nase
- **häufiges Niesen**
- Tropfende, klare, heiße Absonderung
- Schnupfen mit reißenden Kopfschmerzen, Bauchschmerzen oder Ohrensausen
- **nach Kälte, kaltem Wind, Eis und Schnee**

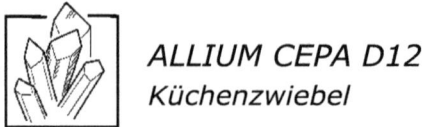

ALLIUM CEPA D12
Küchenzwiebel

- **Viel Niesen**
- Erkältungen verbunden mit **starkem Tränenfluss**
- **Reichliche wässrige Absonderung, tropft aus der Nase**, mit Niesen und brennen
- Wunde Nasenlöcher und Oberlippe
- Fremdkörpergefühl in der Nasenwurzel, Druck in der Stirnhöhle
- **Folge kalte Luft, feucht-kaltem Wind, Wetterwechsel zu feucht-kalt, Nasse Füße**

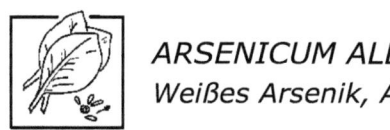

ARSENICUM ALBUM D12
Weißes Arsenik, Arsentrioxid As$_4$O$_3$

- **Dünne, wässrige Absonderung aus der Nase wobei die Nase ständig verstopft ist**
- Oberlippe ist wund
- Nasenlöcher sind wund, auch mit Krustenbildung
- **Heftiges Niesen das keine Erleichterung bringt**
- **Niesanfälle bei jedem Wetterwechsel**
- Kitzel in der Nase, wie durch eine Feder
- Ständiges Frösteln, **friert anhaltend**
- Jeder Luftzug ist unangenehm
- **Folge von Kälte, Nasskalt, Schnee**

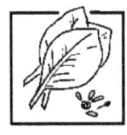

BELLADONNA D12
Tollkirsche, Atropa Belladonna

- **Viel Niesen, wenig Absonderung, trockene Schleimhäute**
- Kitzeln, brennen, Stiche in der Nase
- Fließschnupfen nur aus einem Nasenloch
- Drücken, Schmerz an der Nasenwurzel
- **Klopfschmerz/pochender Schmerz**
- Sinusitis mit Schwere und Druckgefühl in den Nebenhöhlen
- Empfindlich gegen leichte Berührung aber besser durch harten Druck
- Verrücktmachende **Kopfschmerzen** (meist pochend)
- **Folge von trockenem kaltem Wetter, Zugluft, Durchnässen, Haareschneiden**

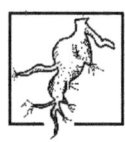

BRYONIA ALBA D12
Zaunrübe, Teufelsrübe, Gichtrübe

- **Beginn von Erkältungen oder grippalem Infekt meistens mit Schnupfen, Niesen und Augentränen**
- Trockenheit der Schleimhäute
- Fließschnupfen heftig mit viel Niesen
- Drückender, berstender Stirnkopfschmerz bei Sinusitis
- **Kopfschmerzen, schlechter bei Bewegung**
- Gefühl als würde alles zur Stirn herausfallen
- **Will seine Ruhe und liegt still in seinem Zimmer, jegliche Bewegung verschlimmert**
- **Folge von kaltem, trockenem Wind, kühle Sommer/Herbstabende**

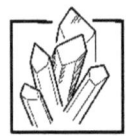 *CALCIUM CARBONICUM D30*
Austernschalenkalk

- Dicke gelbe Absonderungen, reichliche Absonderungen
- **Nasenverstopfung, vergebliche Versuche zu Niesen,**
- bläst permanent Luft durch die Nase
- **Große Borken** werden aus der Nase abgesondert
- Laufnase sobald das Kind rausgeht
- Tags Fließschnupfen, nachts verstopfte Nase (atmet durch den Mund)
- Heißer Kopf
- Viel Schweiße
- Lichtempfindlich
- Kopfschmerzen heftig, hämmernd, drückend
- **Kopfschweiße, das Kissen ist nassgeschwitzt**
- **Folge von kalte Luft, rauer Wind, nasskaltes Wetter**

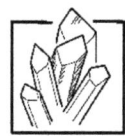

FERRUM PHOSPHORICUM D12
Phosphorsaures Eisen Fe_3PO_4 * 4 H_2O

- **Starker Fließschnupfen mit viel Niesen**
- Schnupfen mit Hustenreiz
- **Kopfschmerz schlimmer durch Augenschließen**
- Folge von Unterkühlung, kaltem Wetter

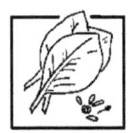 *GELSEMIUM SEMPERVIRENS D12*
Gelber Jasmin

- **Wundmachende Absonderung**, wunde Nasenlöcher
- Gefühl als ob **heißes Wasser** durch die Nasenlöcher fließt
- Niesen gefolgt von prickeln und Völle in der Nase
- **Sinusitis, dumpfer Kopfschmerz**
- Schwere Augen, schwere Glieder, benommen
- **Durch warmes feuchtes mildes Wetter, Nebelwetter, milde Winter**

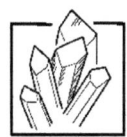 *HEPAR SULFURIS CALCAREUM D12*
Hahnemanns Kalkschwefelleber
(durchgeglühtes Gemisch aus
Austernkalkschale und Schwefelblüten)

- Absonderung erst wässrig, dann gelblich und dick
- **Viel Niesen, niest bei jedem Luftzug**, dauerndes Niesen im kalten Wind
- **Wunde, schorfige Nasenlöcher**,
- **Schnupfen riecht wie alter Käse**
- einatmen von Luft durch die Nase schmerzt
- fehlender Geschmack bei Erkältung
- Friert durch und durch, reizbar und zornig
- schwitzt die ganze Nacht ohne Erleichterung
- **Folge kaltes trockenes Wetter, Zugluft**

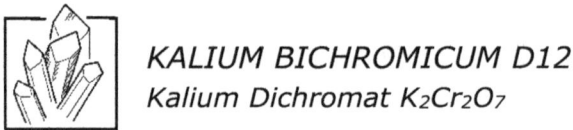

KALIUM BICHROMICUM D12
Kalium Dichromat $K_2Cr_2O_7$

- Schnupfen mit klebriger, fadenziehender Absonderung
- Wässriger Fließschnupfen, macht die Oberlippe wund
- Nase brennt, ist verstopft,
- druck an der Nasenwurzel
- **dicker, zäher Schleim, gelb, grün, klebrig, fadenziehend**
- in langen Fäden, kann **wie Gummifäden** langgezogen werden
- **Schleimpropfen in der Nase oder harte Krusten**
- Bläst ständig Luft durch die Nase aus um diese freizubekommen
- Ausgeatmete Luft fühlt sich heiß an
- Sinusitis mit **punktförmigen Schmerz** in der Nebenhöhle/Stirn
- Folge von kalter Luft/Wind, heißes, trockenes Wetter, feuchte Wetterlage

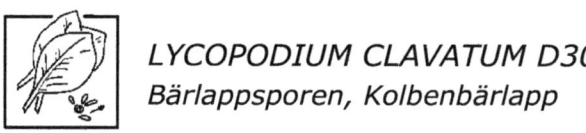

LYCOPODIUM CLAVATUM D30
Bärlappsporen, Kolbenbärlapp

- Heftiger Kitzel in der Nase ohne Niesen zu können
- **Bohren und zupfen an den Nasenlöchern**
- **Verstopfte Nase, besonders oben**
- **Kann nur durch den Mund atmen**
- Schniefen bei Kindern
- **Nachts und im Liegen schlimmer**
- Gelblich dicker Schnupfen, auch verhärtet
- Kann auch wundmachend sein, wundfressend
- Folge von Temperaturumschwung, Sturm, kalte Füße

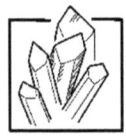

MERCURIUS SOLUBILIS D30
Hahnemanns lösliches Quecksilber

- Kriechender Frost zu Beginn einer Erkältung
- **Häufiges Niesen, wundmachende Absonderung**
- **übelriechende**, grünliche Absonderung
- Nase rot, geschwollen
- **Sinusitis, besonders Stirnhöhle**
- Übelriechender Speichel
- Veränderter Mundgeschmack

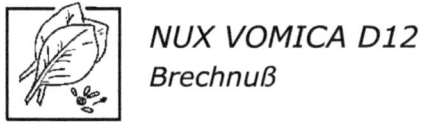

NUX VOMICA D12
Brechnuß

- **niesen,**
- **im Freien verstopfte Nase, Fließschnupfen im warmen Raum**
- **nachts verstopfte Nase, Tagsüber Fließschnupfen**
- kälte des gesamten Körpers, wird nicht warm
- extrem reizbar, überempfindlich auf Sinneseindrücke
- Durch trockenes kaltes Wetter, Zugluft

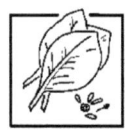

PULSATILLA PRATENSIS D12
Kuhschelle, Küchenschelle

- Schnupfen mit Geruchs- und Geschmacksverlust, oder eingebildeter übler Geruch vor der Nase
- **Fließschnupfen an frischer Luft, Verstopfung im Haus**
- **Verstopfte Nase nachts, lässt sich nicht ausschneuzen, muss durch den Mund atmen der völlig austrocknet**
- **Dicke gelbe Absonderungen**
- **Sinusitis**, die auch die eustachische Röhre befällt, und auf die Ohren gehen kann - **Otitis**
- Besser durch frische Luft (braucht offene Fenster), Besser draußen
- **Durstlos**
- Weinerliche Patienten mit verlangen nach Zuwendung
- **Folge von Wetterwechsel, von Durchnässung**

Hauptsymptome und Mittelauswahl für Schnupfen

In diesem Abschnitt werden zur Orientierung einige der Hauptsymptome vorgestellt und nachfolgend die hier beschriebenen Mittel benannt. Somit kann es leichter fallen, die richtigen Mittel auszuwählen.

Folge von kaltem Wind/Zugluft	Aconitum, Hepar sulf., Nux Vomica,
Folge von Durchnässung	Arsenicum Album, Belladonna , Pulsatilla
Folge von Wetterwechsel/Umschwung	Gelsemium, Lycopodium, Phosphor, Pulsatilla
wässrige (klare) Absonderung	Aconitum, Arsenicum Album, Allium cepa, Gelsemium, Hepar sulf.,
wundmachende Absonderung	Gelsemium, Kalium bi., Lycopodium, Mercurius
Krustenbildung/Borkenbildung	Calcium Carb., Hepar sulf., Kalium bi.,
Dicke, gelbe Absonderung	Calcium Carbon., Hepar sulf., Lycopodium, Pulsatilla
Grünliche Absonderung	Kalium bi.
Wunde Nasenlöcher	Arsenicum Album, Allium Cepa, Gelsemium, Hepar sulf., Kalium bi., Lycopodium,

Schmerzen in den Nasennebenhöhlen	Belladonna, Bryonia, Gelsemium, Kalium bi., Mercurius
Schmerzen Nasenwurzel	Allium Cepa, Belladonna, Kalium bi., Mercurius
Mit Geruchsverlust (und Geschmacksverlust)	Hepar Sulf., Pulsatilla
Verstopfte Nase	Aconitum, Arsenicum Album, Calcium Carb., Pulsatilla, Nux Vomica
Fließschnupfen	Arsenicum Alb., Allium Cepa, Bryonia, Ferrum Phos, Gelsemium, Pulsatilla, Mercurius, Nux Vomica
Im liegen schlechter	Arsenicum Alb., Lycopodium, Pulsatilla
Draußen schlechter	Nux Vomica
Draußen besser (frische Luft)	Pulsatilla
Pustet Luft aus der Nase um diese freizubekommen	Calcium Carb., Kalium bi.,
Mit Niesreiz	Aconitum, Arsenicum Alb., Belladonna, Bryonia, Ferrum Phos, Gelsemium, Hepar sulf., Nux Vomica
heiße Absonderung	Aconitum, Gelsemium

HEISERKEIT/HALSSCHMERZEN

Heiserkeit – es gibt sie mit Halsschmerzen und ohne. Es gibt Sie als Begleitung bzw. Anfang von Erkältungen, es gibt Sie auch einfach bei Vielrednern/Sängern/Logopäden. In diesem Kapitel werden auch Halsschmerzen, Halsentzündungen (Kehlkopf, Rachen, Mandeln) mitbehandelt, auch wenn diese nicht immer mit Heiserkeit verbunden sind!

Worauf ist hier zu achten?

Ganz klar wieder der Auslöser – ist es eine Überbeanspruchung der Stimmbänder? Oder ist es eine Folge von Unterkühlung, Wetterwechsel, Nasswerden?
Dann die Symptomatik – ist man den ganzen Tag heiser? Oder nur morgens oder nur abends? Geht es einher mit Schmerzen und wenn ja wie sind diese und wann treten diese auf?
Sind es brennende Schmerzen, oder stechende? Fühlt es sich an als ob eine Gräte im Hals steckt?
Wie kann ich die Halsschmerzen quantifizieren?
Sind die Mandeln belegt? Welche Farbe hat der Hals (innen)? Ist nur die Rechte oder die Linke Seite befallen?

Auf welcher Seite haben die Schmerzen angefangen? Ist der Schmerz mittig, oben am weichen Gaumen, hinten im Rachen? Sind die Mandeln großgeschwollen? Wie sieht das Zäpfchen aus?

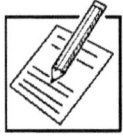 Schreib dir die Liste mit den wesentlichsten Symptomen und versuche Sie in ihrer Heftigkeit zu bewerten, notiere Deine Beobachtungen.

ANWENDUNG

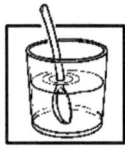 Wähle das geeignete Mittel aus und Löse 3 Globuli in ca. 250 mL Wasser. Je nach Intensität der Symptome 10 min, 20 min oder 2 Stündlich einen Schluck nehmen!

Mögliche Arzneimittel

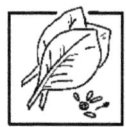

ACONITUM NAPELLUS D12
Sturmhut, Eisenhut

- **Krächzende Stimme, krächzender trockener kruppartiger Kehlkopfhusten**
- **Angst und Unruhe, glaubt zu ersticken (Erstickungsgefahr!)**
- Kehlkopf empfindlich gegen Berührung und Einatmung
- Kehlkopfentzündung mit Erstickungskrampf, gerne gegen **Mitternacht**
- Krupp/Pseudokrupp
- **Trockenheit, kratzen und brennen im Rachen**
- **geröteter Rachen**
- Rotes Gesicht und Fieberhafte Unruhe

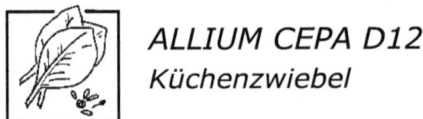

ALLIUM CEPA D12
Küchenzwiebel

- **Heftige katarrhalische Kehlkopfentzündung**
- Gefühl als würde beim Husten der Kehlkopf zerreißen, zerspringen
- **Folge kalte Luft, feucht-kaltem Wind, Wetterwechsel zu feucht-kalt, Nasse Füße**

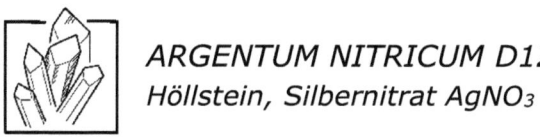

ARGENTUM NITRICUM D12
Höllstein, Silbernitrat AgNO$_3$

- **Rauheit, Schmerzen und Kratzen im Hals**
- **Heftige Halsentzündungen, splitterartige Schmerzen**
- Hitzeunverträglichkeit
- Viel dicker Schleim im Hals, verursacht **räuspern**
- **Dunkle Rötung des Rachens**
- Kitzeln wie von einem Haar im Hals
- Gefühl von einer Gräte im Hals
- **Chronische Heiserkeit**
- Unwiderstehliches Verlangen nach Süßem was verschlechtert
- Rote, schmerzhafte Zungenspitze mit erhabenen Papillen
- Kopfschmerzen, besser durch festes Einbinden

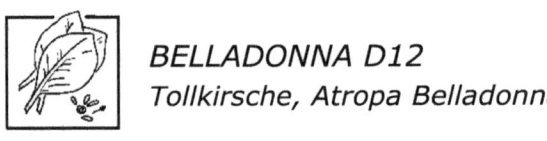

BELLADONNA D12
Tollkirsche, Atropa Belladonna

- **Heiserkeit mit schmerzhaftem** trockenem Kehlkopf
- Rachen/Mandeln: **trocken und leuchtend Rot, glänzend**
- Wundheitsgefühl, kratzen, brennen
- **Brennt wie Kohlen**
- Zusammenschnürungsgefühl
- **Schlimmer durch jede Bewegung (Sprechen)**
- **Atmung mühsam, schnell asthmatisch bis hin zum Kehlkopfkrampf**
- **Allgemein: Hitze, Röte und Brennen**

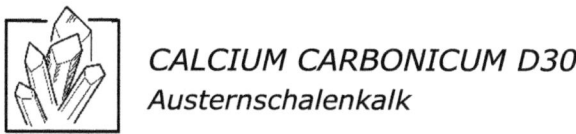

CALCIUM CARBONICUM D30
Austernschalenkalk

- **Schmerzlose Heiserkeit, schlechter morgens**
- **Geschwollene Tonsillen** (allgemein Neigung zu geschwollenen Drüsen),
- Kitzelhusten, nachts lästig
- Kopfschweiße

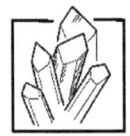

CAUSTICUM HAHNEMANNI D12
Hahnemanns Ätzkalk, eine Mischung aus frisch gebranntem Kalk mit schwefelsaurem Kalium

- **Brennen, Rohheit und Wundheitsgefühl**
- Reizung die Luftröhre hinab
- Mit trockenem, hohlem Husten
- Heiserkeit mit Schnupfen
- **Plötzlicher Verlust der Stimme, Aphonie**
- Heiserkeit mit Brustschmerz
- Heiserkeit mit Hüftschmerz
- Chronische Heiserkeit
- **Stimmbeschwerden von Rednern und Sängern**
- **unwillkürlicher Harnabgang (oder beim Husten)**
- **Schlechter bei trockenem, schönem Wetter**

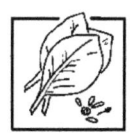

DROSERA ROTUNDIFOLIA D12
Rundblättriger Sonnentau,
Herrgottslöffel

- **Tiefe heisere Stimme,** Heiserkeit mit Verlust der Stimme
- Kehlkopfentzündung
- Tief im Rachen und am weichen Gaumen **rau und wie wundgescheuert**
- Empfindung wie von **Brotkrumen im Rachen** oder wie von einer Feder
- **Anstrengung zu sprechen**
- Starkes Roh und Wundheitsgefühl mit Reizung im Rachen
- Chronische Heiserkeit nach Kehlkopfentzündung

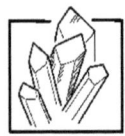 **FERRUM PHOSPHORICUM D12**
Phosphorsaures Eisen Fe_3PO_4 * $4 H_2O$

- **Rachen rot, entzündet**,
- **Hitze** im Mund/Rachen
- Zusammenschnürungsgefühl im Hals
- **Wie Klumpen im Hals** beim Schlucken
- Heiserkeit
- Mandelentzündungen, eitrige Halsentzündungen, Kehlkopfentzündungen
- **Entzündungen bei Sängern**

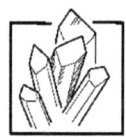

HEPAR SULFURIS CALCAREUM D12
Hahnemanns Kalkschwefelleber
(durchgeglühtes Gemisch aus
Austernkalkschale und Schwefelblüten)

- Stimmverlust mit trockenem heiserem Bellhusten
- trocken, rau und kratzig
- **Schmerzen beim Schlucken**
- **Beim Tiefatmen Stiche im Hals**
- Halsentzündungen, Kehlkopfentzündungen
- Fiese Schmerzen an einer fixen Stelle
- Gefühl wie von einer Gräte im Hals
- **Extreme Schmerzen, als ob alles voller Splitter sei**
- Pseudokrupp/Krupp
- **Heiserkeit nach jedem Gehen in trockenem, kaltem Wind**
- **Überempfindlich gegen Berührung, Schmerz, Luftzug, kalte Luft.**

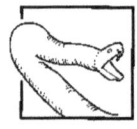 *LACHESIS D30*
Buschmeisterschlange

- **Halsentzündungen, Tonsillitis, linksseitig**
- Rachen **bläulich-rot**
- Kitzeln im Kehlkopf, in der Brust, hinterm Brustbein
- **Viel Schleim im Rachen, räuspern (schmerzhaft)**
- **Halsschmerzen strahlen bis in die Ohren aus**
- **Beengung im Hals**, Kloßgefühl, plötzlicher Verschluss
- Erstickungsgefühl beim aufwachen
- Beengungsgefühl am Hals, **erträgt nicht die geringste Berührung am Hals**
- Schlimmer durch warme Getränke (**unfähig warme Getränke zu schlucken**)
- Schlimmer durch Speichelschlucken
- **Besser durch schlucken von festen Speisen**
- **Schlimmer nach Schlaf, erwacht mit Halsschmerzen (schläft in die Verschlimmerung hinein)**
- Krupp, Kehlkopfentzündungen, geht gut solange man wach ist, aber sobald man schläft erscheinen die Symptome mit großer Heftigkeit

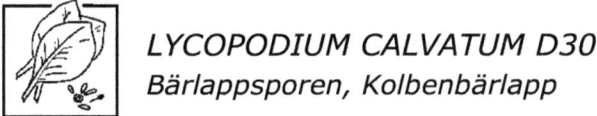

LYCOPODIUM CALVATUM D30
Bärlappsporen, Kolbenbärlapp

- **Raues Gefühl, trocken, meistens ohne Durst**
- Kitzelhusten in der Kehle
- Heiserkeit
- **Halsschmerzen, wie innerlich geschwollen**
- Als stecke ein Klumpen in der Kehle
- **Tonsillitis, eitrig (rechts beginnend) oder Angina (auch rechts beginnend)**
- **Halsschmerz besser durch warme Getränke**

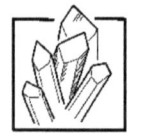 ## KALIUM BICHROMICUM D12
Kalium Dichromat $K_2Cr_2O_7$

- **Heiserkeit (schlechter abends)**
- Rachen ist rot und entzündet
- Ablagerungen auf den Mandeln und am Gaumen
- **Geschwüre in der Schleimhaut wie reingestanzt**
- **Aphten**
- Stechende Schmerzen beim Schlucken,
- geschwollene Ohrspeicheldrüse

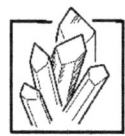 *MERCURIUS SOLUBILIS D30*
Hahnemanns lösliches Quecksilber

- **Hals-, Mandel- und Rachenentzündungen,**
- **stechende Schmerzen, in den Unterkiefer ziehend,**
- **Erkältungen bei jedem Wetterwechsel, Erkältung in kühler Abendluft**
- Braucht gleichbleibendes Klima (Temperatursprünge sind nicht gut)
- **Übelriechender Atem** (und Schweiß)
- Geschwollene Lymphknoten
- Vermehrte Speichelbildung
- Schweiße (schwitzt das ganze Bett nass)
- Hitzegefühl vom Magen in den Hals aufsteigend, wie heißer Dampf
- **Halsschmerz auch stechend, bis in die Ohren**
- **Als ob etwas im Hals steckt (Fremdkörper)**
- Schmerzhafter steifer Hals
- **Getränke können nicht geschluckt werden**
- **Stechender roher wunder Schmerz**
- **Chronische Heiserkeit,**
- Schmerzen beim Sprechen (roh, wunde, geschwürige Schleimhäute)

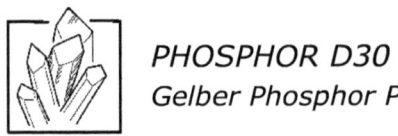

PHOSPHOR D30
Gelber Phosphor P

- **Heiserkeit mit Schmerzen und brennen,**
- Trockenes brennendes Gefühl
- Halsschmerzen schlechter beim Wechsel von warmer zu kalter Luft
- Schlechter beim Sprechen und Husten
- Heiserkeit und **Aphonie** (abends)
- Kitzel und Kratzen im Kehlkopf
- **Kehlkopf fühlt sich wund und roh an, wie pelzig**
- Als ob Baumwolle (oder Samt) im Rachen steckt
- Als ob ein loses Stück Haut im Kehlkopf hängt
- Zusammenschnürungsgefühl, bekommt kaum Luft,
- Mandeln und Uvula stark geschwollen
- **sehr ängstlich, klammert sich an die Hand der Mutter**
- **Großer Durst, ängstlich, Verlangen nach Gesellschaft**

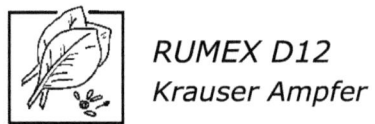

RUMEX D12
Krauser Ampfer

- **Heisere oder tonlose Stimme nach Kälteeinwirkung**
- Völlige Stimmlosigkeit nachts
- Stimme wechselt die Tonlage während er spricht
- **Trockner Hals, schlucken fällt schwer**
- **Kitzeln in der Halsgrube,** Kratzen im Hals
- Ständiges Räuspern, Absonderung von Schleim
- Mundvolles ausräuspern von wässrigem schaumigem Auswurf
- Klumpengfühl im Hals
- **Harter trockener Krampfartiger Husten**
- Kehlkopfentzündung

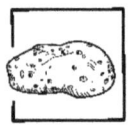

SPONGIA TOSTA D12
Röstschwamm, gerösteter
Meerschwamm

- **Heiserkeit: hohle, schwache, versagende, zischende Stimme**
- Gefühl als seine Kehlkopf und Luftröhre entfernt worden Trockene, raue Schleimhaut
- **Gefühl durch einen Schwamm zu atmen**
- **Stöpselgefühl im Kehlkopf**
- Kitzeln im Hals zum Ohr hin
- Ganz trockenes und enges Gefühl
- Trockene, sägende Atmung
- Brennen im Hals, in Kehle und in den Ohren
- Berühren und Süßes verschlechtert
- **Erstickungsgefühl**
- **Schmerz im Kehlkopf beim Sprechen, Berührung oder Drehen des Halses**

Hauptsymptome und Mittelauswahl für Heiserkeit/Halsschmerzen

In diesem Abschnitt werden zur Orientierung einige der Hauptsymptome vorgestellt und nachfolgend die hier beschriebenen Mittel benannt. Somit kann es leichter fallen, die richtigen Mittel auszuwählen.

Folge von kaltem Wind/Zugluft	Aconitum, Hepar sulf., Nux Vomica, Spongia
Folge von Durchnässung	Arsenicum Album, Belladonna ,
Folge von Wetterwechsel/Umschwung	Gelsemium, Lycopodium, Phosphor,
Splitterartige Schmerzen	Argentum Nitr., Hepar Sulf.,
Brennende Schmerzen	Belladonna, Causticum, Phosphor, Spongia
Stechende Schmerzen	Argentum Nitr., Hepar sulf, Mercurius, Kalium Bi.,
Wie roh	Causticum, Drosera, Mercurius, Phosphor
Wundheit	Belladonna, Causticum, Drosera, Mercurius, Phosphor
Aphonie	Causticum, Phosphor, Rumex
Innerer Hals gerötet	Aconitum, Argentum Nitr., Belladonna, Ferrum Phos, Mercurius, Kalium bI.,
Belegte Mandeln	Ferrum Phos., Lachesis, Lycopodium, Mercurius, Kalium Bi.,

Geschwollene Mandeln/Zäpfchen	Belladonna, Calcium Carb., Hepar sulf., Lachesis, Lycopodium, Kalium Bi., Phosphor
Folge von Überanstrengung	Causticum, Phosphor
Pseudokrupp	Aconitum, Belladonna, Hepar Sulf., Spongia
Glaubt zu ersticken	Aconitum, Lachesis, Phosphor, Spongia
Schleimansammlung im Rachen	Argentum Nitr., Lachesis, Rumex
Zusammenschnürungsgefühl	Belladonna, Ferrum Phos., Lachesis, Phosphor, Spongia
chronische Heiserkeit	Argentum NItr., Causticum, Drosera, Mercurius, Phosphor
Klumpengefühl/Kloßgefühl	Lycpopodium, Mercurius, Rumex, Spongia

Grippaler Infekt

Ich stelle hier nochmal die wesentlichen
Arzneimittel für einen grippalen Infekt
zusammen, alle oben erwähnten Mittel
können auch für einen grippalen Infekt
funktionieren, wenn die Hauptsymptome die
beschriebenen sind.

In diesem Abschnitt geht es nochmal um die
allgemeinen „Grippesymptome" sowie die
Beschreibung des möglichen Fiebers.

 Wichtig ist, womit fing der grippale
Infekt an, was verbessert, was
verschlechtert? Wie ist das Fieber?
Mit Frost, mit Schweiß? Durstlos
oder sehr Durstig, möchte der Patient seine
Ruhe haben oder benötigt er Gesellschaft und
Aufmerksamkeit? Ist er reizbar oder
weinerlich?

ANWENDUNG

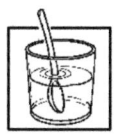 Wähle das geeignete Mittel aus und
Löse 3 Globuli in ca. 250 mL
Wasser. Je nach Intensität der
Symptome 10 min, 20 min oder
Zwei Stündlich einen Schluck nehmen!
Schreib dir die Liste mit den wesentlichsten
Symptomen und versuche Sie in ihrer
Heftigkeit zu bewerten, notiere Deine
Beobachtungen.

Mögliche Arzneimittel

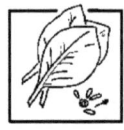 *ACONITUM NAPELLUS D12*
Sturmhut, Eisenhut

- **Plötzlich hohes Fieber, trockene Hitze**
- **Großer Durst**
- Fieber mit Frostigkeit, ohne Schweiße
- Unerträgliche reißende, schneidende Schmerzen begleitet von Angst
- **Starke Unruhe und Ängstlichkeit**
- **Schlechter um Mitternacht** (besonders die Todesangst, Fieber. oder Husten,)
- **Folge von eiskaltem Wind, kaltes trockenes Wetter**

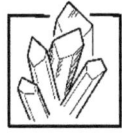

ARSENICUM ALBUM D12
Weißes Arsenik, Arsentrioxid As_4O_3

- **Blässe, Schwäche, Unruhe, Ängstlich,**
- geht umher trotz massiver Schwäche
- **Frost, Kälte**
- **Unruhe, Brennen, Erschöpfung**
- **pedantisch**
- **Fieber mit Schüttelfrost**
- **Wechselfieber**
- **Großer Durst, nippt aber nur (kann nur kleine Schlucke trinken)**
- Auch ein Mittel für Magen-Darm-Grippen und Üble Folgen von verdorbenem Essen/Wasser, septische Fieber

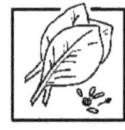

BELLADONNA D12
Tollkirsche, Atropa Belladonna

- **Plötzlich hohes Fieber**
- **Dampft unter der Bettdecke, Schweißnass**
- **Heißer Körper kalte Hände und Füße**
- **Fieberwahn**
- Rotes Gesicht, Blutandrang im Kopf
- Pochen/klopfen
- **Alle Beschwerden werden durch niederlegen oder hinunterbeugen verschlechtert**

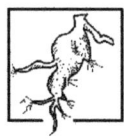 *BRYONIA ALBA D12*
Zaunrübe, Teufelsrübe, Gichtrübe

- Langsame Entwicklung des grippalen Infekts
- **Reizbar, braucht seine Ruhe, möchte alleine sein, liegt still**
- **Durst auf große Mengen Leitungswasser (in großen Abständen)**
- **Trockene Schleimhäute**
- Weiß-belegte Zunge
- Beschwerden gehen von der Nase nach unten zur Lunge
- Kopfschmerzen schlechter durch Husten
- **Jede Bewegung verschlechtert**
- Auch ein Mittel für „Sommergrippen"
- Auch bei „Magen-Darm-Grippen"

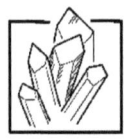

FERRUM PHOSPHORICUM D12
*Phosphorsaures Eisen Fe_3PO_4 * $4 H_2O$*

- **Beginn mit Fieber, Röte im Gesicht, Fließschnupfen und viel Niesen**
- Viel Hitze und Völlegefühl im Kopf
- **Empfindlich gegen Berührung und Erschütterung**
- Hämmernder Kopfschmerz
- **Umschriebene Wangenröte, Abwechselnde Röte mit Blässe**
- Wenn Kinder mit 40°C Fieber fit und fröhlich sind, und spielen

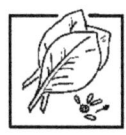 *GELSEMIUM SEMPERVIRENS D12*
Gelber Jasmin

- **Schweregefühl, Müdigkeit,**
- **Kopf und Gliederschmerzen**
- **Fieber mit Schüttelfrost** (Kälteschauer und Hitze folgen schnell aufeinander)
- Müde Augen, müde Glieder, benommener Gesichtsausdruck
- Erkältungen durch warmes, feuchtes mildes Wetter
- Berstende Kopfschmerzen die sich vom Nacken über den Kopf in die Augen erstrecken
- **Durstlos im Fieber**
- Abgang von Urin erleichtert Kopfschmerz
- Auch für Magen-Darm-Grippen
- Auch für Sommergrippen
- Folge von Viruserkrankungen/Grippe: Schwäche, subfebrile Temperatur, fröstelige Patienten mit Kälteschauern, Schweregefühl in den Gliedern und den Augen

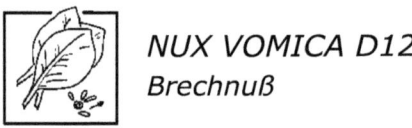

NUX VOMICA D12
Brechnuß

- Schüttelfrost und Kälteschauer unmittelbar nach dem Trinken
- **Erkrankt durch den leichtesten Luftzug**
- **Schüttelfröste und Gliederschmerzen**
- **Kein Ofen vermag Ihn aufzuwärmen**
- Der ganze Körper ist brennend heiß, trotzdem Frösteln
- Überempfindlich, reizbar, verletzlich, empfindlich gegen den leichtesten Luftzug

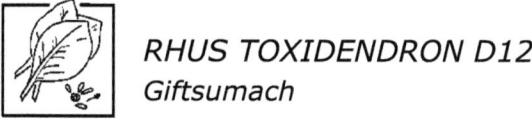

RHUS TOXIDENDRON D12
Giftsumach

- **Steif, lahm, Zerschlagenheitsgefühl, muss sich Bewegen damit es besser wird, ist aber so schwach, dass er ruhen muss**
- **Hohes Fieber, Durst, starke körperliche Erschöpfung**
- Weint, ohne zu wissen warum
- **Heftige Knochenschmerzen** (Kopf und Gliederschmerzen)
- Angst vergiftet zu werden
- **Trockene belegte Zunge, mit einem roten Dreieck an der Zungenspitze**
- **Folge von kaltem feuchtem Wetter, Folge von abkühlen nach Durchschwitzen, Folge von Überanstrengung, Durchnässung**

Die folgenden 3 Mittel werden häufig Prophylaktisch empfohlen und eingesetzt, wobei je nach Empfehlendem nur eines davon empfohlen wird. Ich persönlich bin kein Freund der prophylaktischen Anwendung, sondern glaube, dass die Homöopathie Ihre beste Wirkung erzielt, wenn die Mittel im Krankheitsfalle nach den hervorstechenden Symptomen und der Causa ausgewählt werden, aber ich möchte meinen Lesern auch diese 3 Mittel vorstellen:

OSCILLOCOCCINUM C6
Ein Kombinationspräparat

- **Erkältungen, grippale Infekte nach stürmischem Wetter, bei Wetterwechsel, Gewitter**
- **Gefühl wie zerschlagen, mit Ängstlichkeit, Blässe und Frost**
- Fauliges Aufstoßen, weißbelegte Zunge
- Mit Ohrenschmerzen wie durch Nadelstiche
- Klopfende Kopfschmerzen

Häufig **Prophylaktisch** wenn man den Verdacht hat, man könne sich Erkältet haben oder bei endemischen grippalen Infekten eventuell angesteckt haben, bevor Symptome auftreten, **Einmalig 3 Globuli**

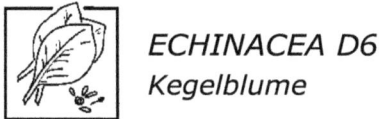

ECHINACEA D6
Kegelblume

- **Folge von kaltem, feuchtem Wetter**
- **Wenn am Anfang starke ausgeprägte Krankheitsgefühle vorhanden sind (ohne Erkältungssymptome)**
- Müde und erschöpft, besonders vor den Erkältungssymptomen!
- **Frieren, begleitet von Übelkeit**

- **Wird Prophylaktisch in schweren Wintern gegeben, täglich 2 Globuli maximal 6 Wochen!**

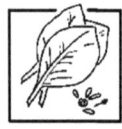 *CAMPHORA D12 oder C200*
Kampfer

- **Folge von kalter Luft, Wetterwechsel,**
- kalte Luft erzeugt Schauder und Unbehagen durch den gesamten Körper
- **Gefühl von innerlicher Hitze mit äußerlicher kälte der Haut**
- **große Schwäche und Zerschlagenheit der Glieder**
- **Ohnmachtsschwäche, Kollaps mit kalter Haut und kaltem Atem**
- **Eiskalter Körper, möchte dennoch nicht zugedeckt sein!**
- Begleitet von Durchfall
- Bei Magen-Darm-Grippen

Wird in von einigen Homöopathen in der C200 als Prophylaxe bei endemisch/pandemisch auftretenden Grippewellen (viralen Erkrankungen) empfohlen, einmal 3 Globuli.

Tabelle 2 Beobachtungsprotokoll

Ursache/Causa, was war vorher						
Symptom	Was bessert	Was verschlechtert	Wann tritt es auf/ was löst es aus	„Schlecht" auf einer Skala von 1- 10	Mögliche Mittel	

Verwendete Literatur:
William Boericke *Handbuch der homöopathischen Materia Medica* (HaugVerlag)
Karl Stauffer *Klinische Materia Medica* (JohannesSonntagVerlag)
Magret Tyler *Praxisleitfaden Homöopathie* (Narayana Verlag)
Wilhelm Eichsteller *Der praktische Homöopath* (SamsaraVerlag)
Aleksandar Stefanovic *GrippeGlobuli* (SimilimumVerlag)

Empfohlene Mittel:

1.	Aconitum Napellus	D12
2.	Allium Cepa	D12
3.	Argentum Nitricum	D12
4.	Arsenicum Album	D12
5.	Belladonna	D12
6.	Bryonia Alba	D12
7.	Calcium Carbonicum	D30
8.	Carbo Vegetabilis	D12
9.	Causticum	D12
10.	Drosera	D12
11.	Ferrum Phosphoricum	D12
12.	Gelsemium	D12
13.	Hepar Sulfuris Calcareum	D12
14.	Ipecachuana	D12
15.	Kalium Bichromicum	D12
16.	Lachesis	D30
17.	Lycopodium	D30
18.	Mercurius Solubilis	D30
19.	Nux Vomica	D12
20.	Phosphor	D30
21.	Pulsatilla	D12
22.	Rhus Toxicodendron	D12
23.	Rumex	D12
24.	Spongia	D12

Prophylaxe:
Oscillococcinum C9, Echinacea D6, Champhora D12 oder C200